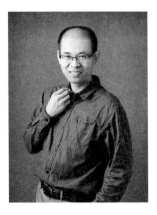

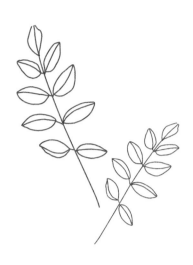

徐建明

儿童阅读推广人，多年致力于儿童阅读推广工作。2013年创立老花匠绘本花园；2018年与故事爸爸江华、李涛成立"三个老爸讲故事"，呼吁更多的父母陪孩子读书。他创作的绘本《看得见的 看不见的》《铸剑》《鲁班的故事》等深受小读者的喜爱。

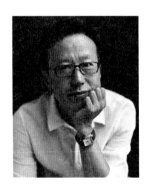

孙·文新

山东济南人，毕业于齐鲁工业大学装潢设计系。他自幼喜爱绘画，近年来，在从事装饰设计工作的同时，阅读了大量国内外经典绘本作品，并进行插画的创作，形成了自己独特的艺术风格。2019年创作并出版"家门外的自然课系列"科普绘本《看！蚂蚁》。本书的创作延续了其细腻清新的画风，展现中草药的独特魅力。

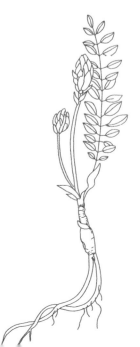

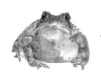

家门外的自然课 系列

噢！中草药

徐建明　著

孙文新　绘

苑嗣文　科学指导

山东科学技术出版社

·济南·

走近神奇的小草

　　走出家门，房前屋后，田间地头，小路边，公园里，我们常常看到郁郁葱葱的小草，五颜六色的花儿。其实，有些看似平凡的小花、小草还有神奇的作用，我们富有智慧的祖先早在几千年前就发现，它们可以治疗疾病，保护我们的健康。相传，在几千年前，神农尝百草，就是为了辨别草药的作用，当然包括毒性。

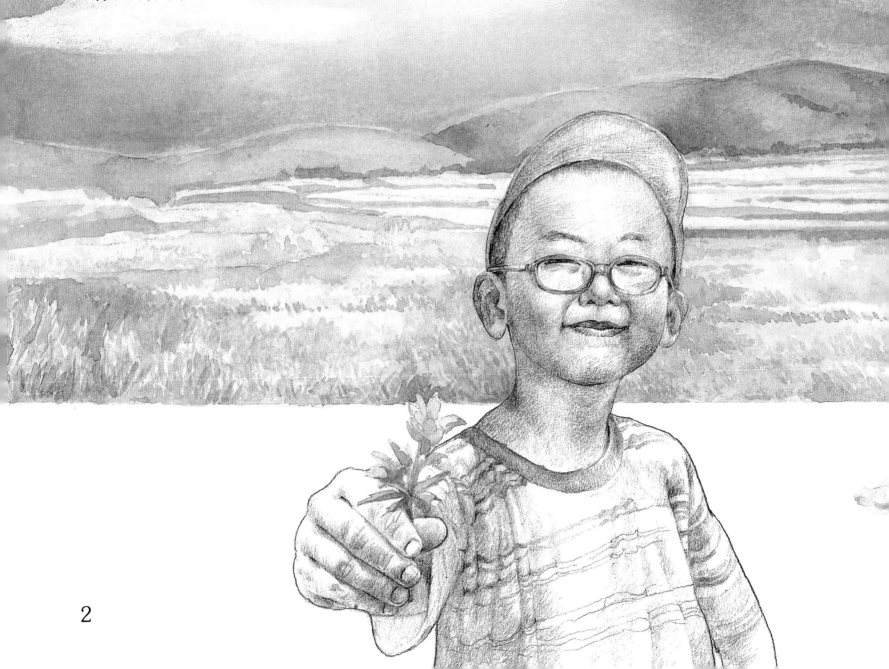

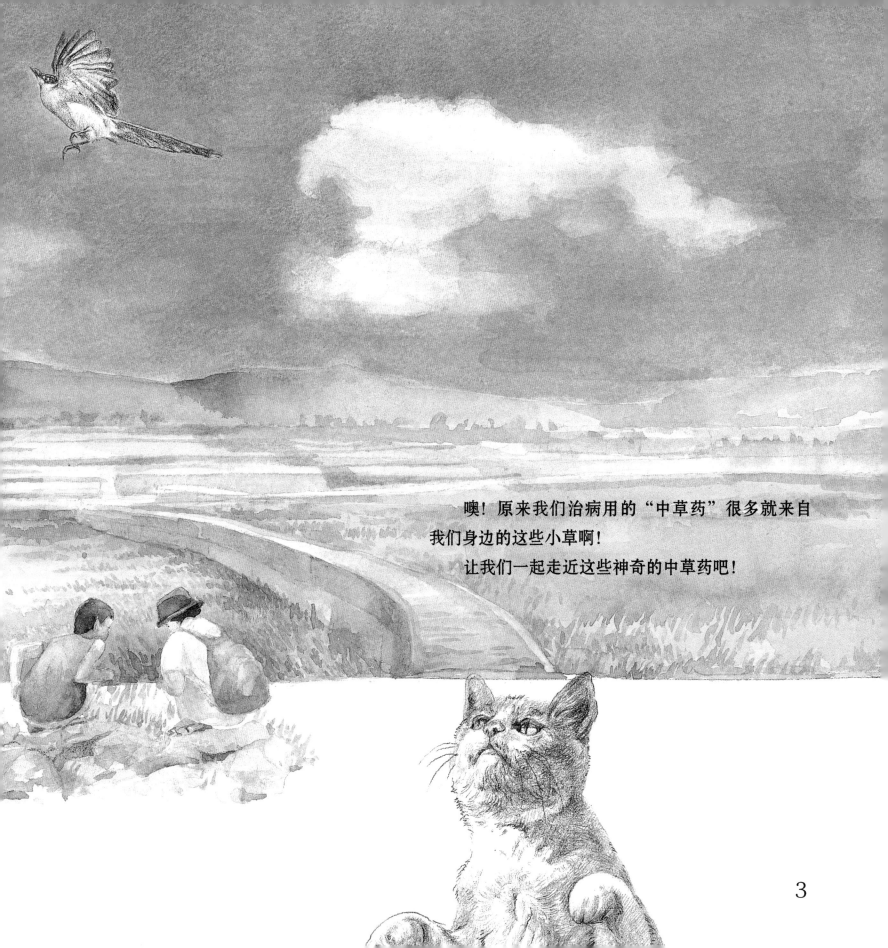

噢！原来我们治病用的"中草药"很多就来自我们身边的这些小草啊！

让我们一起走近这些神奇的中草药吧！

3

平凡又奇妙的野草、野花

春天的野外，万物复苏，生机勃勃，各种植物都露出新芽，奋力生长。像蒲公英、车前草、马齿苋这样的野草随处可见。你也许没有想到，它们还是治病的良药呢。

小朋友，你见过下面这些野草吗？

车前草因为叶片像猪耳朵，所以又称"猪耳朵叶"，是一味中草药；其籽成熟后采摘下来，也是一味中草药，因为它是车前草的"孩子"，所以就叫"车前子"。

车前草

蒲公英

我们常见的蒲公英，俗称"婆婆丁"，它可是中草药家族中的明星呢。它的根、茎、叶含有很多有益我们健康的营养元素，全部可以入药，有清热解毒、健胃消食的功效。由于它还有利尿的作用，所以还有一个有趣的别称——"尿床草"。

马齿苋又称"五行草""长命菜"，田间地头随处可见，它不但是味美可口的野菜，还能够清热解毒、治疗腹泻。

马齿苋

!!!

你知道吗？鱼腥草、荠菜、薄荷等常见的野菜，不仅是我们餐桌上可口的美味菜肴，也是常用的中药材呢！

4

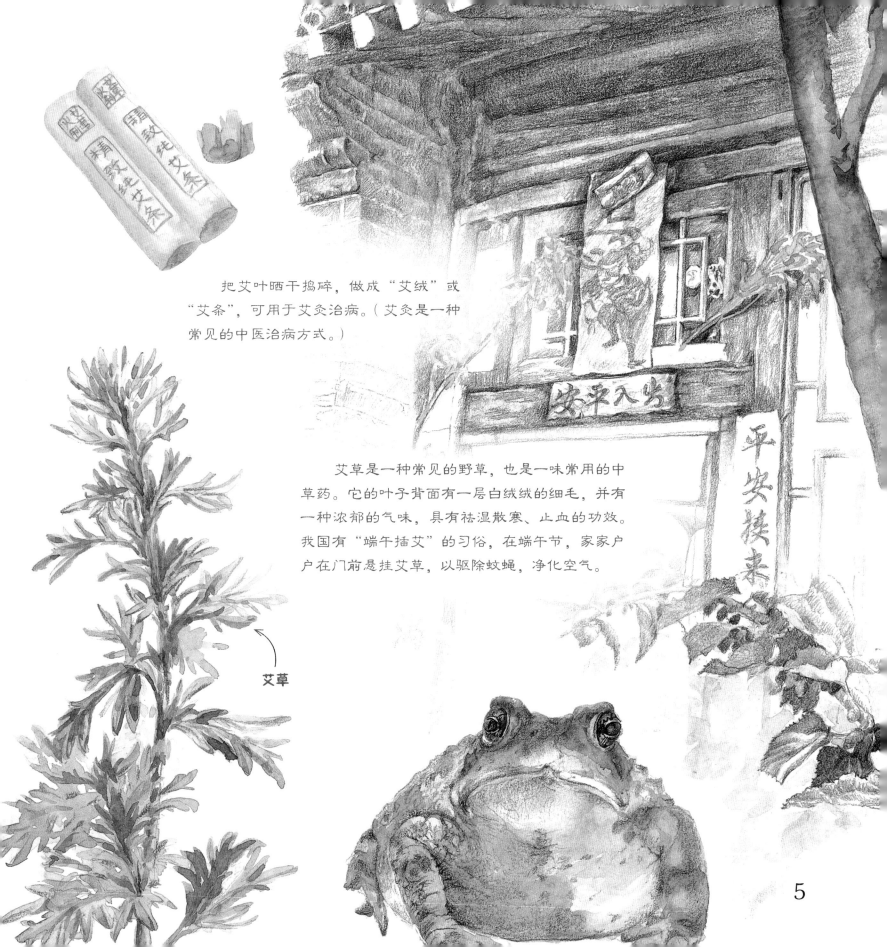

把艾叶晒干捣碎，做成"艾绒"或"艾条"，可用于艾灸治病。（艾灸是一种常见的中医治病方式。）

艾草是一种常见的野草，也是一味常用的中草药。它的叶子背面有一层白绒绒的细毛，并有一种浓郁的气味，具有祛湿散寒、止血的功效。我国有"端午插艾"的习俗，在端午节，家家户户在门前悬挂艾草，以驱除蚊蝇，净化空气。

艾草

5

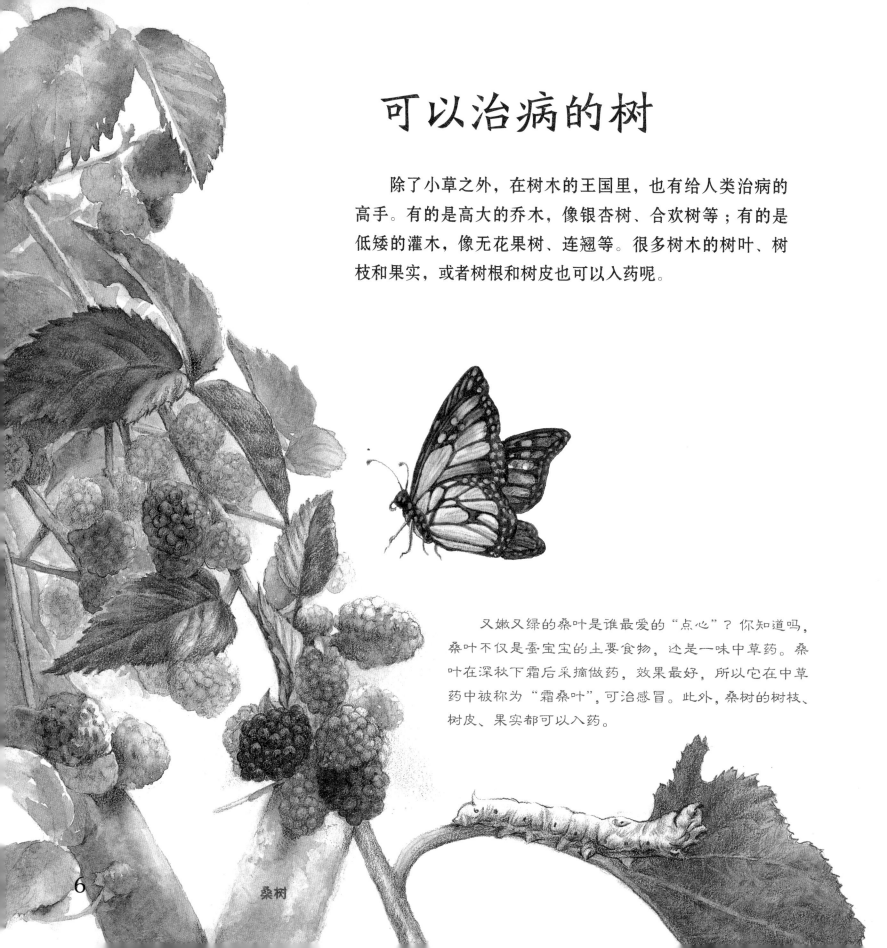

可以治病的树

除了小草之外，在树木的王国里，也有给人类治病的高手。有的是高大的乔木，像银杏树、合欢树等；有的是低矮的灌木，像无花果树、连翘等。很多树木的树叶、树枝和果实，或者树根和树皮也可以入药呢。

又嫩又绿的桑叶是谁最爱的"点心"？你知道吗，桑叶不仅是蚕宝宝的主要食物，还是一味中草药。桑叶在深秋下霜后采摘做药，效果最好，所以它在中草药中被称为"霜桑叶"，可治感冒。此外，桑树的树枝、树皮、果实都可以入药。

桑树

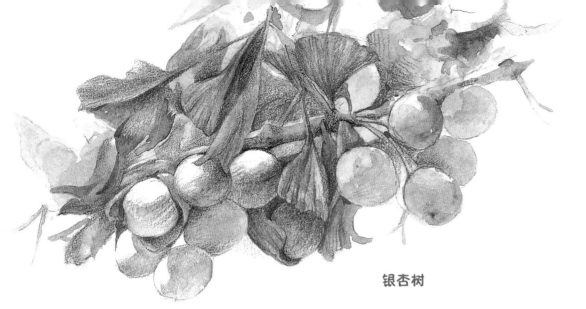

银杏早在 2.7 仫年前就有了，是一种古老的树种，有"植物活化石"之称，是我国的珍稀树种。"一夜寒霜降，满城银杏黄"，到了秋天，树叶变得金黄，一片片树叶像一把把金色的小扇子，非常漂亮。银杏果俗称"白果"，也常作为中药来治疗疾病，能够治疗哮喘、遗尿等。

银杏树

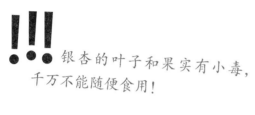

银杏的叶子和果实有小毒，千万不能随便食用！

请在 P16-17 找出 1-2 种可以做成药材的果实。

合欢树

小朋友，你见过这种开着粉色小绒花的合欢树吗？它的树皮和花都是中药呢，具有安神的作用。

无花果树

无花果树的叶子、根和果实都是很棒的药材。新鲜的无花果含有丰富的维生素、矿物质和膳食纤维，可以有效地缓解便秘。到了秋天，无花果成熟了，软软的，甜甜的，小朋友们可以一饱口福。

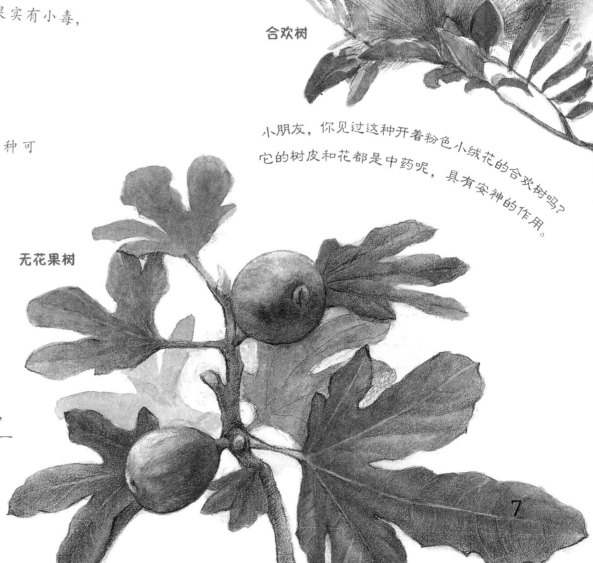

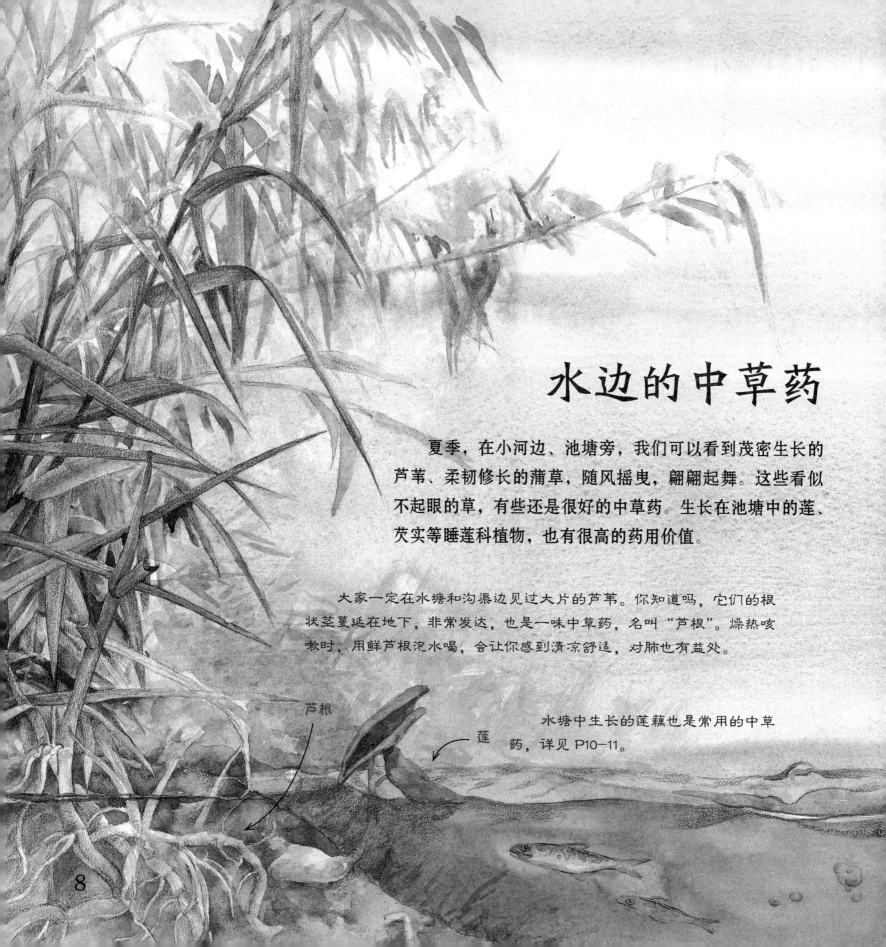

水边的中草药

夏季，在小河边、池塘旁，我们可以看到茂密生长的芦苇、柔韧修长的蒲草，随风摇曳，翩翩起舞。这些看似不起眼的草，有些还是很好的中草药。生长在池塘中的莲、芡实等睡莲科植物，也有很高的药用价值。

大家一定在水塘和沟渠边见过大片的芦苇。你知道吗，它们的根状茎蔓延在地下，非常发达，也是一味中草药，名叫"芦根"。燥热咳嗽时，用鲜芦根泡水喝，会让你感到清凉舒适，对肺也有益处。

芦根

莲

水塘中生长的莲藕也是常用的中草药，详见 P10-11。

菖蒲

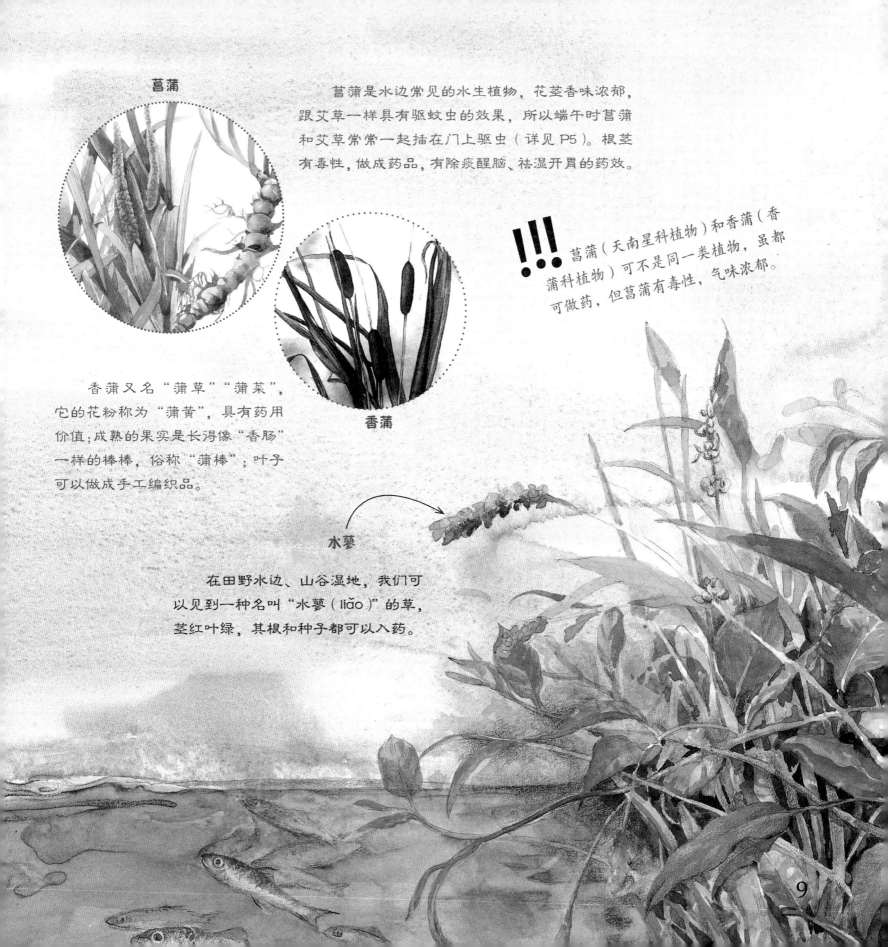

菖蒲是水边常见的水生植物，花茎香味浓郁，跟艾草一样具有驱蚊虫的效果，所以端午时菖蒲和艾草常常一起插在门上驱虫（详见 P5）。根茎有毒性，做成药品，有除痰醒脑、祛湿开胃的药效。

!!! 菖蒲（天南星科植物）和香蒲（香蒲科植物）可不是同一类植物，虽都可做药，但菖蒲有毒性，气味浓郁。

香蒲又名"蒲草""蒲菜"，它的花粉称为"蒲黄"，具有药用价值；成熟的果实是长得像"香肠"一样的棒棒，俗称"蒲棒"；叶子可以做成手工编织品。

香蒲

水蓼

在田野水边、山谷湿地，我们可以见到一种名叫"水蓼（liǎo）"的草，茎红叶绿，其根和种子都可以入药。

9

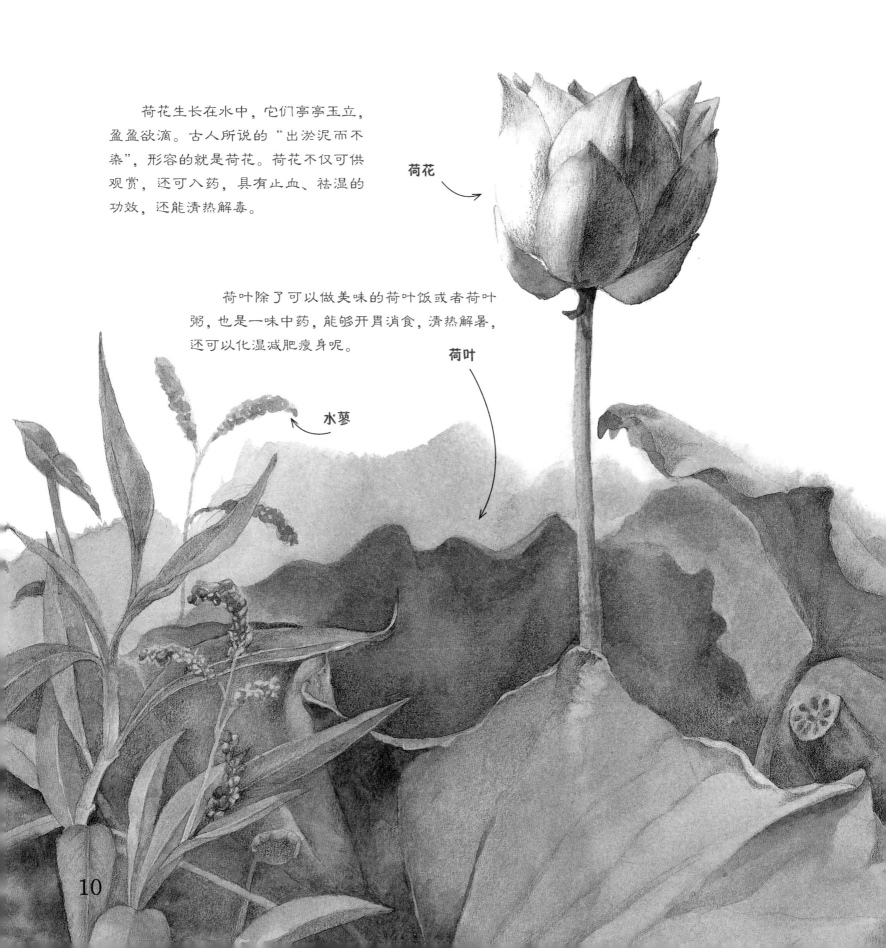

荷花生长在水中，它们亭亭玉立，盈盈欲滴。古人所说的"出淤泥而不染"，形容的就是荷花。荷花不仅可供观赏，还可入药，具有止血、祛湿的功效，还能清热解毒。

荷花

荷叶除了可以做美味的荷叶饭或者荷叶粥，也是一味中药，能够开胃消食，清热解暑，还可以化湿减肥瘦身呢。

荷叶

水蓼

浑身都是宝的莲

一些中草药虽然来自同一种植物的根、茎、叶、花和果实，但因部位不同，治疗的疾病也不同，这是不是很神奇呢？莲，又称"荷"，是多年生有宿根的草本植物。它的全身都是宝，其地下茎、叶、花和果实既可食用，又可药用，可以治疗多种疾病。

我们一起来看看水塘里的莲吧！

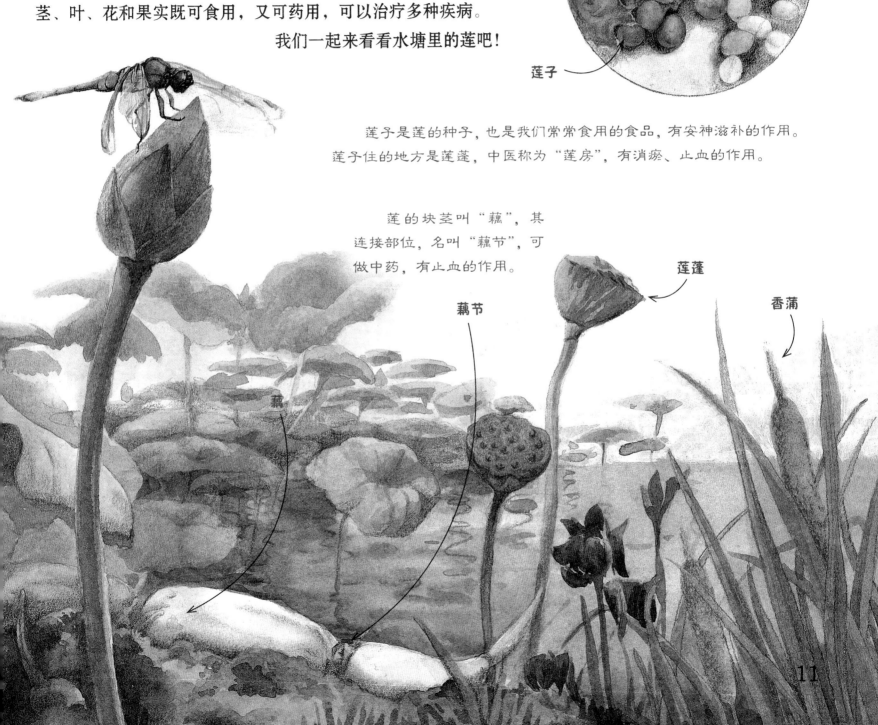

莲子

莲子是莲的种子，也是我们常常食用的食品，有安神滋补的作用。
莲子住的地方是莲蓬，中医称为"莲房"，有消瘀、止血的作用。

莲的块茎叫"藕"，其连接部位，名叫"藕节"，可做中药，有止血的作用。

莲蓬

香蒲

藕节

藕

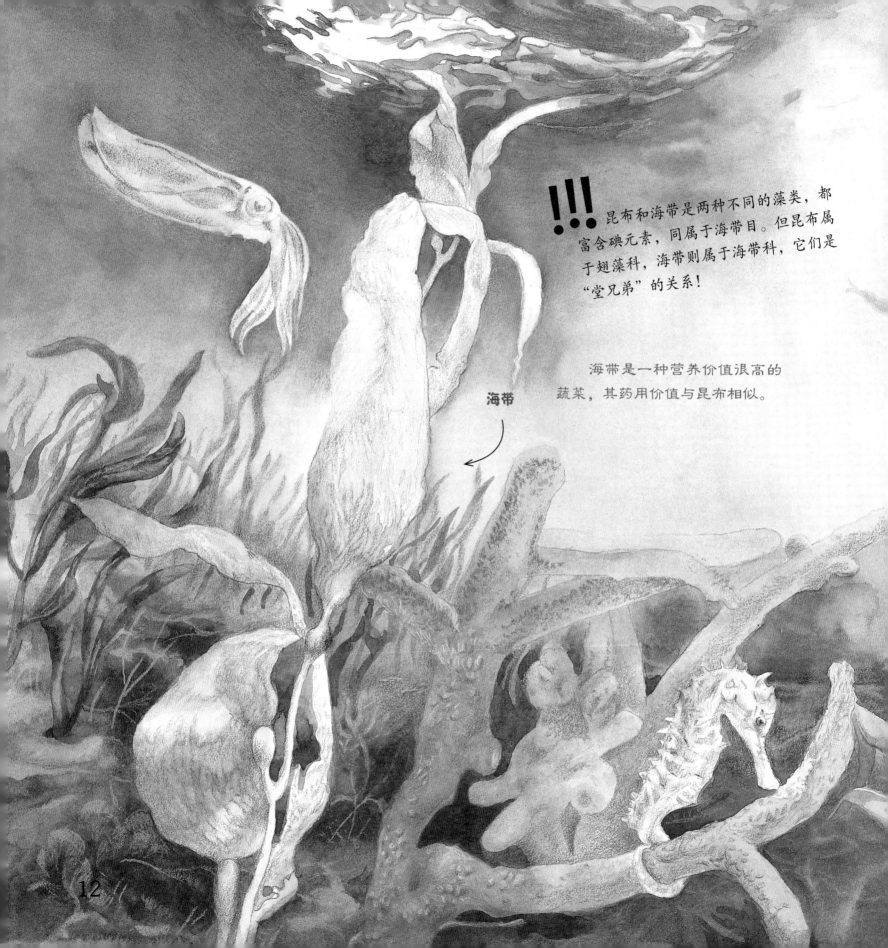

!!! 昆布和海带是两种不同的藻类，都富含碘元素，同属于海带目。但昆布属于翅藻科，海带则属于海带科，它们是"堂兄弟"的关系！

海带是一种营养价值很高的蔬菜，其药用价值与昆布相似。

海带

12

大海里的中草药

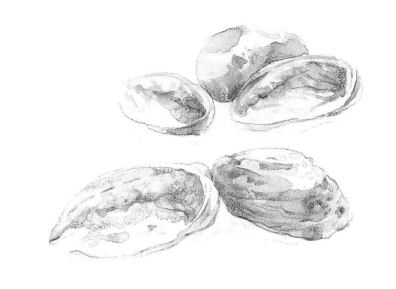

大海里有无穷无尽的宝藏！除了生活在深海的海洋生物，生长在浅海的海藻、海草等生物也是大自然对人类的一种馈赠。早在我国古代，人们就用海藻治病了。

!!! 碘是人体必需的微量元素之一，体内缺碘可能会得"大脖子"病（甲状腺肿大）。经常食用含碘食物可以有效预防这种疾病。

昆布是一种药用价值很高的海藻，叶子长得像"鹅掌"，所以又叫"鹅掌菜"，含碘量极高，可以软坚散结，利水消肿。

昆布

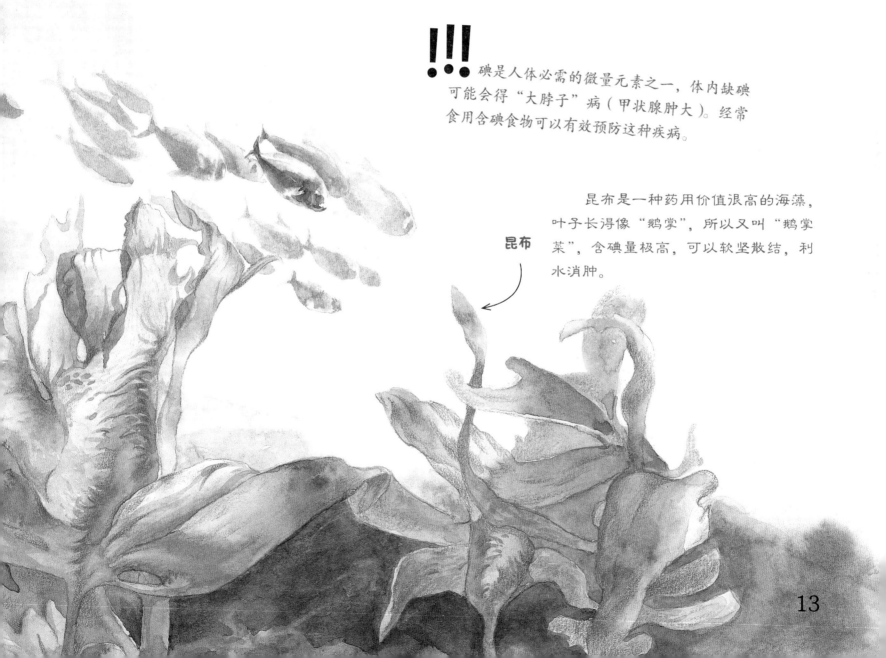

13

中草药中的蔬菜家族

你喜欢吃蔬菜吗？蔬菜不但能提供人体日常所需的各种维生素、矿物质等营养素，还含有膳食纤维和多种植物化学物质等，多吃蔬菜可以预防很多疾病。生姜、大葱、大蒜都是我们常见的蔬菜，也常作为中草药来治病。蔬菜对我们人类健康的贡献可真不小呢！

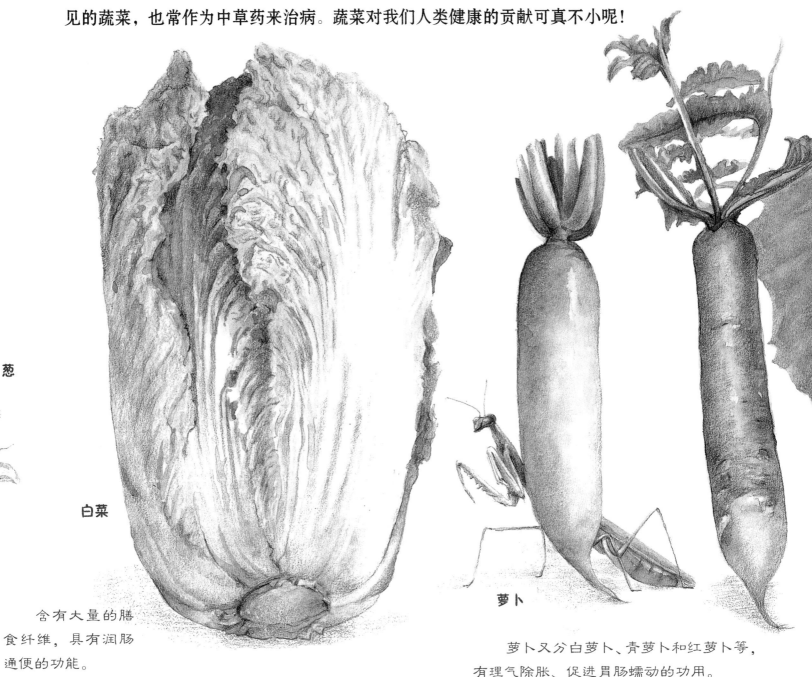

葱

白菜

含有大量的膳食纤维，具有润肠通便的功能。

萝卜

萝卜又分白萝卜、青萝卜和红萝卜等，有理气除胀、促进胃肠蠕动的功用。

南瓜的种子——南瓜子也是一味中草药，可以驱虫。

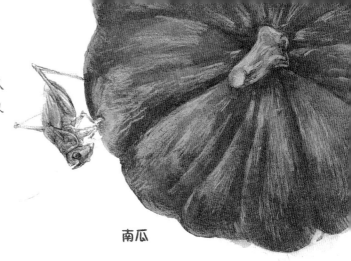

南瓜

!!! 大蒜的刺激气味对眼睛和肠胃黏膜有伤害。但是，烤熟的大蒜能有效杀灭多种细菌和病毒，保护我们的肠胃。

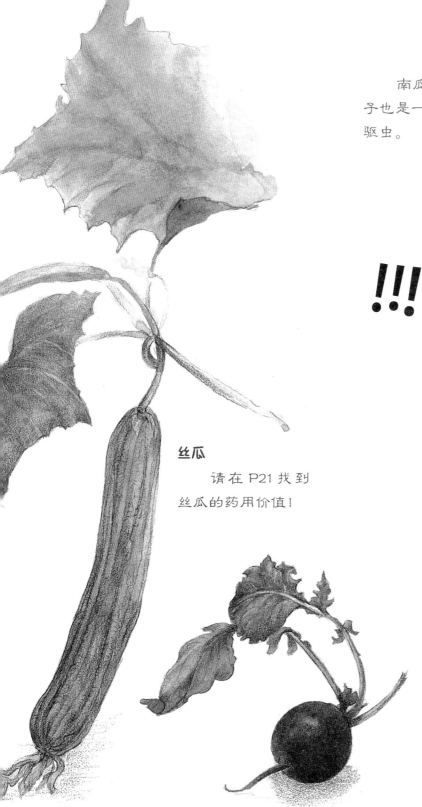

丝瓜

请在 P21 找到丝瓜的药用价值！

生姜含有"姜辣素"，所以尝起来辣辣的，有些小朋友不喜欢吃，但它可以有效驱寒呢。除了平时做菜时可作为调料使用，生姜还可以发汗解表，是治疗风寒感冒的良药。

生姜

大蒜中有一种叫作"大蒜素"的东西，是杀死细菌的常胜将军！

大蒜

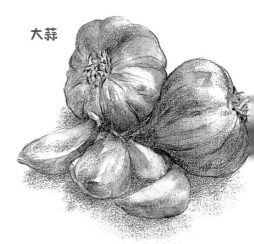

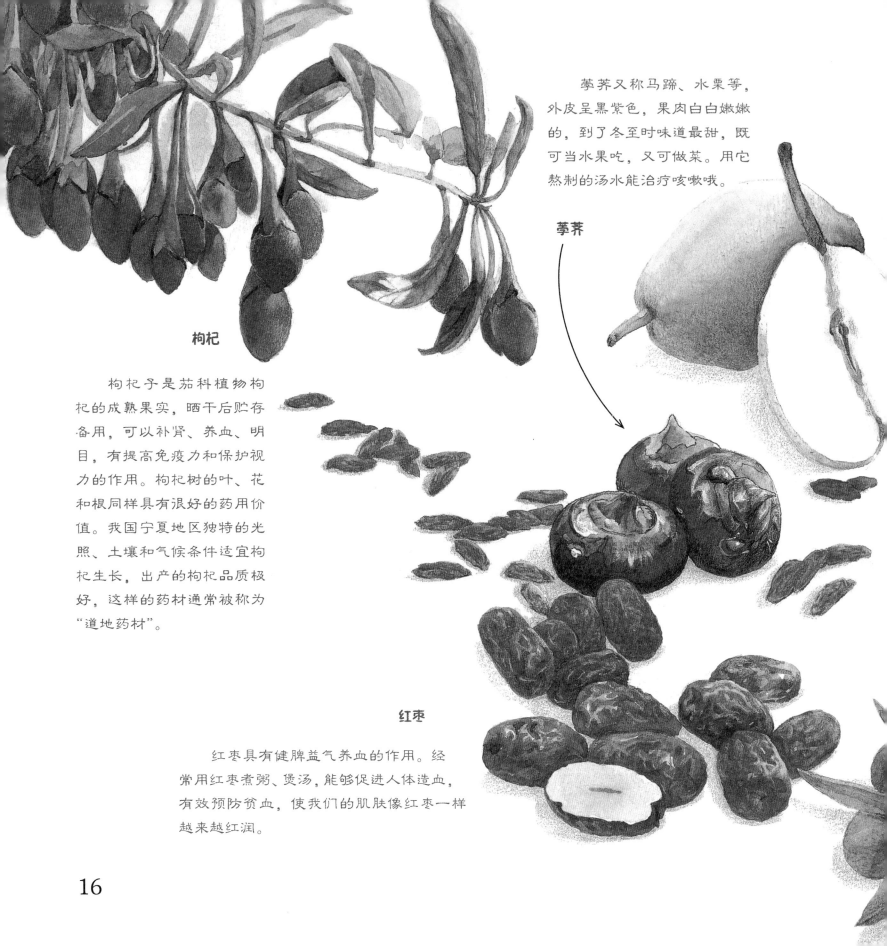

荸荠又称马蹄、水栗等，外皮呈黑紫色，果肉白白嫩嫩的，到了冬至时味道最甜，既可当水果吃，又可做菜。用它熬制的汤水能治疗咳嗽哦。

荸荠

枸杞

枸杞子是茄科植物枸杞的成熟果实，晒干后贮存备用，可以补肾、养血、明目，有提高免疫力和保护视力的作用。枸杞树的叶、花和根同样具有很好的药用价值。我国宁夏地区独特的光照、土壤和气候条件适宜枸杞生长。出产的枸杞品质极好，这样的药材通常被称为"道地药材"。

红枣

红枣具有健脾益气养血的作用。经常用红枣煮粥、煲汤，能够促进人体造血，有效预防贫血，使我们的肌肤像红枣一样越来越红润。

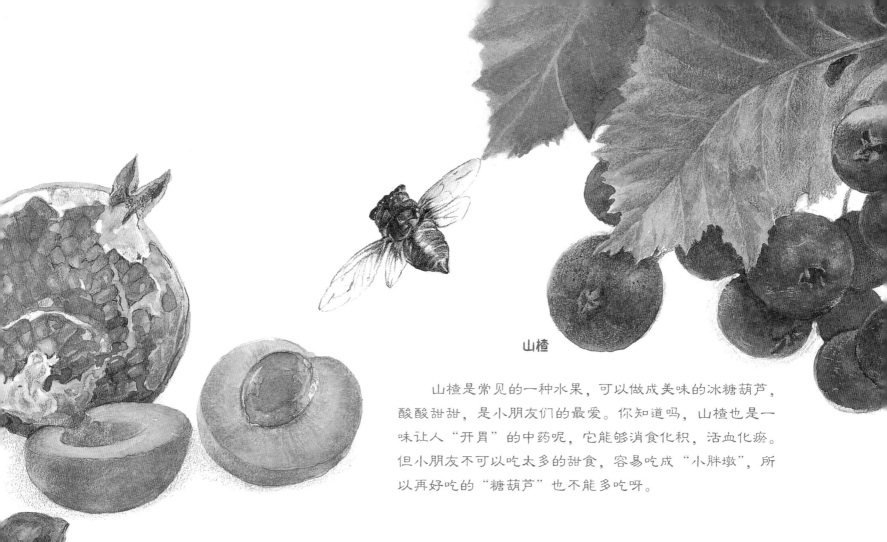

山楂

山楂是常见的一种水果，可以做成美味的冰糖葫芦，酸酸甜甜，是小朋友们的最爱。你知道吗，山楂也是一味让人"开胃"的中药呢，它能够消食化积，活血化瘀。但小朋友不可以吃太多的甜食，容易吃成"小胖墩"，所以再好吃的"糖葫芦"也不能多吃呀。

中草药中的水果明星

水果酸酸甜甜的，小朋友们都爱吃。它们不但美味可口，而且营养丰富，含有大量维生素和膳食纤维等营养物质。很多水果晒干以后，常常作为药物使用，比如枸杞、山楂、红枣等。我们常吃的梨子、石榴、杏子（杏仁）等也可以入药，治疗疾病。

龙眼

龙眼俗称"桂圆"，龙眼树原产我国南方，它的果实是果中珍品，也是很好的药材。

粮食里的中草药

我们富有智慧的祖先认为，药物和食物都是大自然的一部分，可谓"药食同源"。所以，有些我们常吃的粮食，本身就有调理身体的作用，比如红薯、玉米等。甚至有些也有药用价值，比如绿豆、赤小豆、小麦、薏米等，常常作为中药来为病人治病呢。

绿豆

绿豆又名青小豆，在我国有两千多年的栽培历史，有清热解毒的功效。在夏季，绿豆汤就是消暑开胃的好饮料。

薏米是我国古老的粮食作物之一，不但富有营养，而且还具有很高的药用价值。

薏米

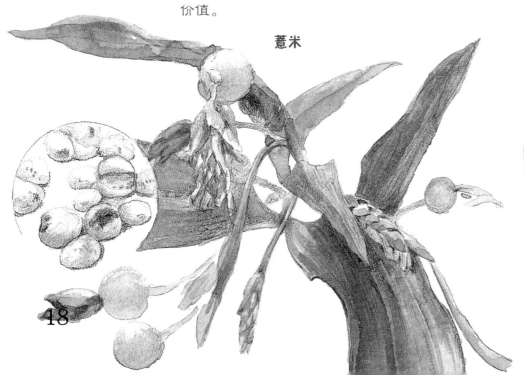

!!!

绿豆中含有"单宁"这种有机物，在高温下遇铁会变成对人体有害的物质，所以绿豆千万不要用铁锅来煮。
绿豆因为有解毒的功效，所以服药期间也不适合食用，会降低药效。
此外，绿豆也不适宜在冬季过多食用。

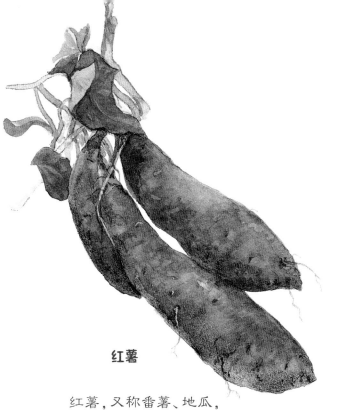

红薯

红薯，又称番薯、地瓜，具有补气、健脾的功效。

干瘪轻浮的小麦在中草药中被称为"浮小麦"，是治疗自汗、盗汗的好帮手。

浮小麦

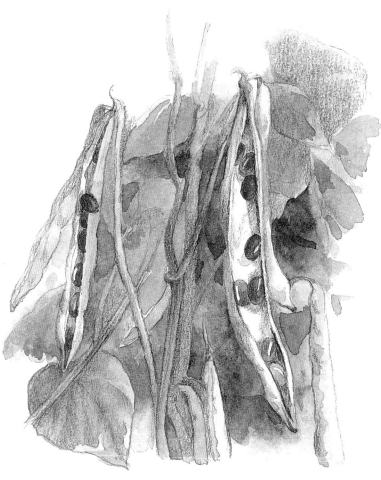

红小豆

红小豆又名赤小豆，既可食用，又可药用，具有祛湿消肿的功效。它可不是"红豆生南国"中的红豆哦，那是相思子的种子，具有毒性，不可食用。

玉米

19

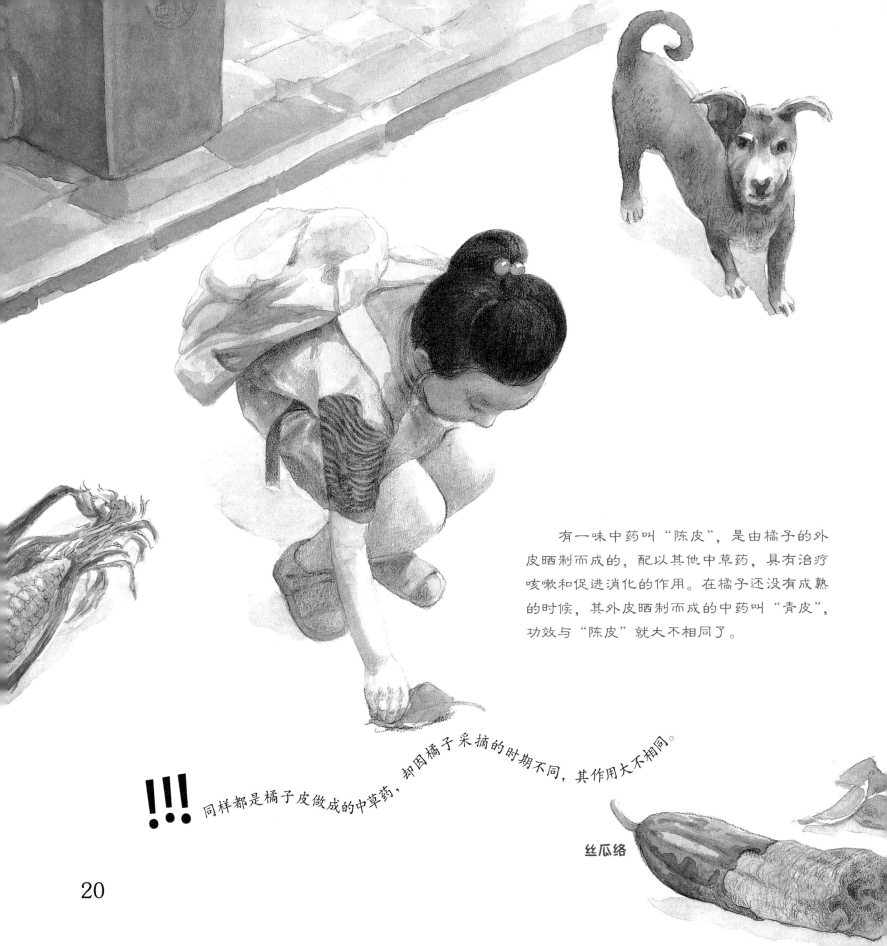

有一味中药叫"陈皮"，是由橘子的外皮晒制而成的，配以其他中草药，具有治疗咳嗽和促进消化的作用。在橘子还没有成熟的时候，其外皮晒制而成的中药叫"青皮"，功效与"陈皮"就大不相同了。

!!! 同样都是橘子皮做成的中草药，却因橘子采摘的时期不同，其作用大不相同。

丝瓜络

20

常被丢弃的中草药

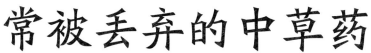

南瓜子

有些草药甚至是我们平时食物中丢弃不用的部分，比如玉米须、丝瓜络等。丝瓜老熟后，不能食用，一般会被丢弃，但它其实可以制成很棒的中药——丝瓜络，是疏通人体经络的小能手。

还有许多看似无用的东西也具有神奇的治病功效，比如葱根、白菜根、芫荽根等，对于治疗感冒有很大的帮助呢。

葱须

菜菔叶

白菜根

橘皮

芫荽根

中草药的种植与采摘

最早，大多中草药都是野生的，人们需要从大自然中采摘。随着中医药的发展，人们开始科学、规范地种植各种中草药药材。

山药

山药还有一个许多人不知道的名字——薯蓣（yù），开白花或淡黄花，其块茎不仅是蔬菜，也可入药。山药现在大多是人工种植的，以河南产的怀山药最为有名。

!!! 生的山药切开，会有黏黏的液体渗出，粘在皮肤上会很痒。

在我国西北干旱的荒漠、草原上生长着一种叫作"甘草"的植物，人们用其根制成药，味道甜甜的，有清热解毒、祛痰止咳等功效。目前，甘草在我国西北地区被广泛种植。

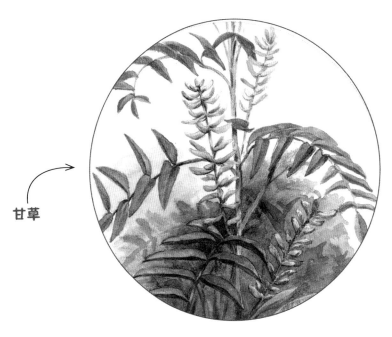

甘草

虎杖有活血化瘀、疏通经络的作用。

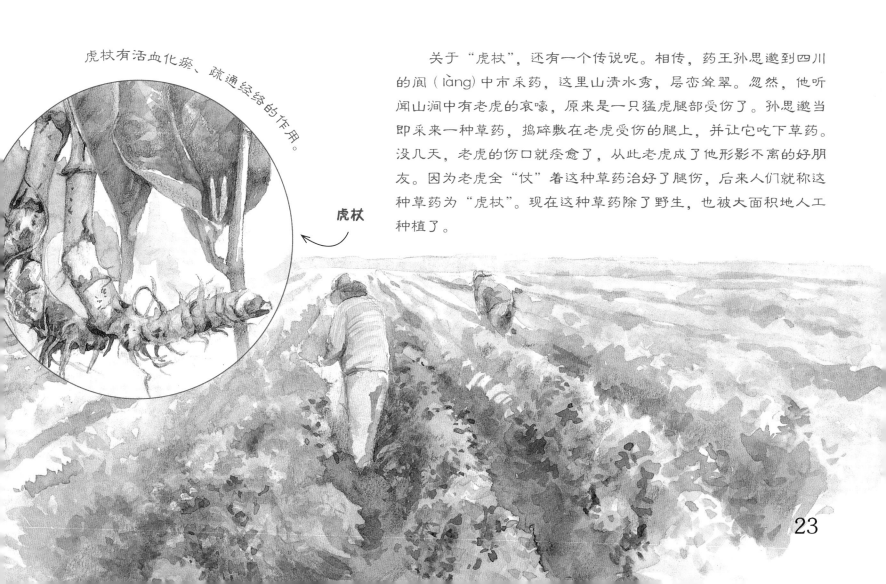

虎杖

关于"虎杖"，还有一个传说呢。相传，药王孙思邈到四川的阆（làng）中市采药，这里山清水秀，层峦叠翠。忽然，他听闻山涧中有老虎的哀嚎，原来是一只猛虎腿部受伤了。孙思邈当即采来一种草药，捣碎敷在老虎受伤的腿上，并让它吃下草药。没几天，老虎的伤口就痊愈了，从此老虎成了他形影不离的好朋友。因为老虎全"仗"着这种草药治好了腿伤，后来人们就称这种草药为"虎杖"。现在这种草药除了野生，也被大面积地人工种植了。

23

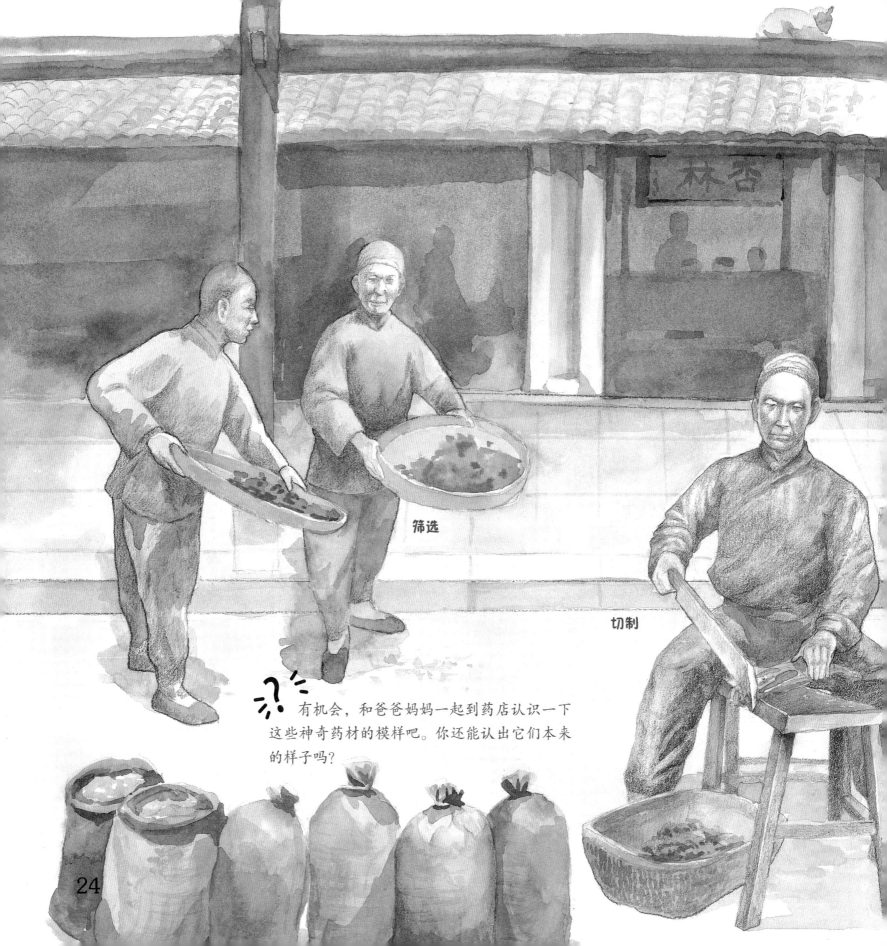

筛选

切制

有机会，和爸爸妈妈一起到药店认识一下
这些神奇药材的模样吧。你还能认出它们本来
的样子吗？

24

制作中草药

　　中草药很少是直接使用的，为提高药物的治病效果、减轻毒性和便于存放，人们把药物采集回来，还要进行必要的加工处理，这就是我国传统的中药炮制技术。

　　每种药的特性不同，炮制方法也各不相同。人们一般先对采摘回来的药草进行筛选，去掉泥土杂质，再研磨成药粉或者切制为中药饮片。有的需要用水浸泡，有的则需要用火加热炒制，甚至用蒸煮的方法来炮制。草药经过科学的加工，才能变成我们看到的药店里中药饮片的样子。

研磨

蒸煮

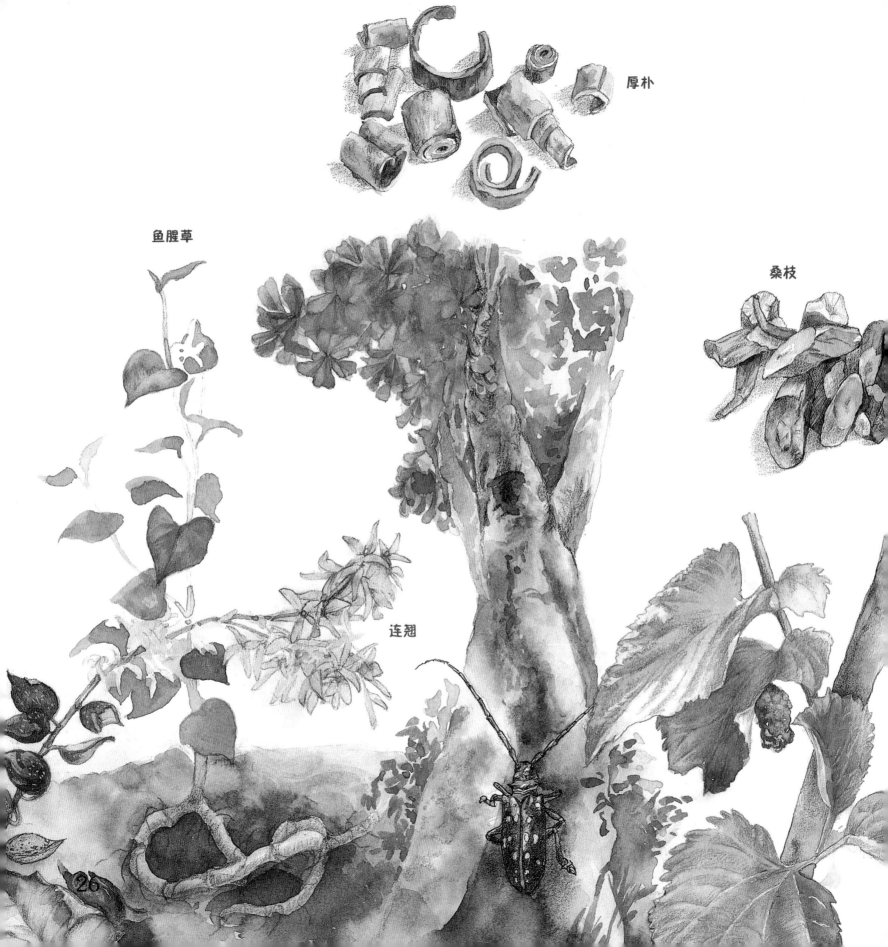

厚朴

鱼腥草

桑枝

连翘

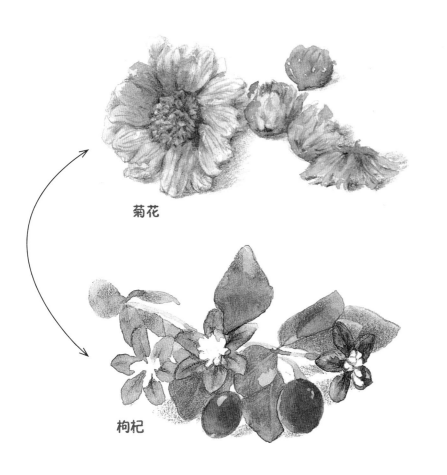

菊花

枸杞

甘草

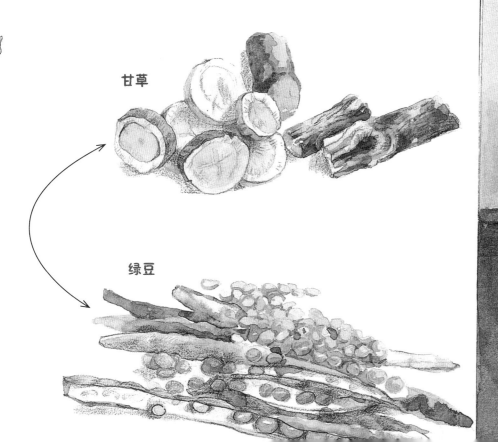

绿豆

中草药的合作

　　虽然单独一种草药就可以发挥治病的作用，但是中药更喜欢与其他伙伴一起合作，这样能发挥更好的药效哦。

　　甘草喜欢和绿豆交朋友，它们在一起熬汤，具有神奇的解毒能力；枸杞与菊花是密友，将它们放在一起泡水饮用，可以提高人体免疫力。这就是中医学所说的"配伍"。有的草药还需要用酒（一般用黄酒）炒制，对于疏通血脉，药效更佳。

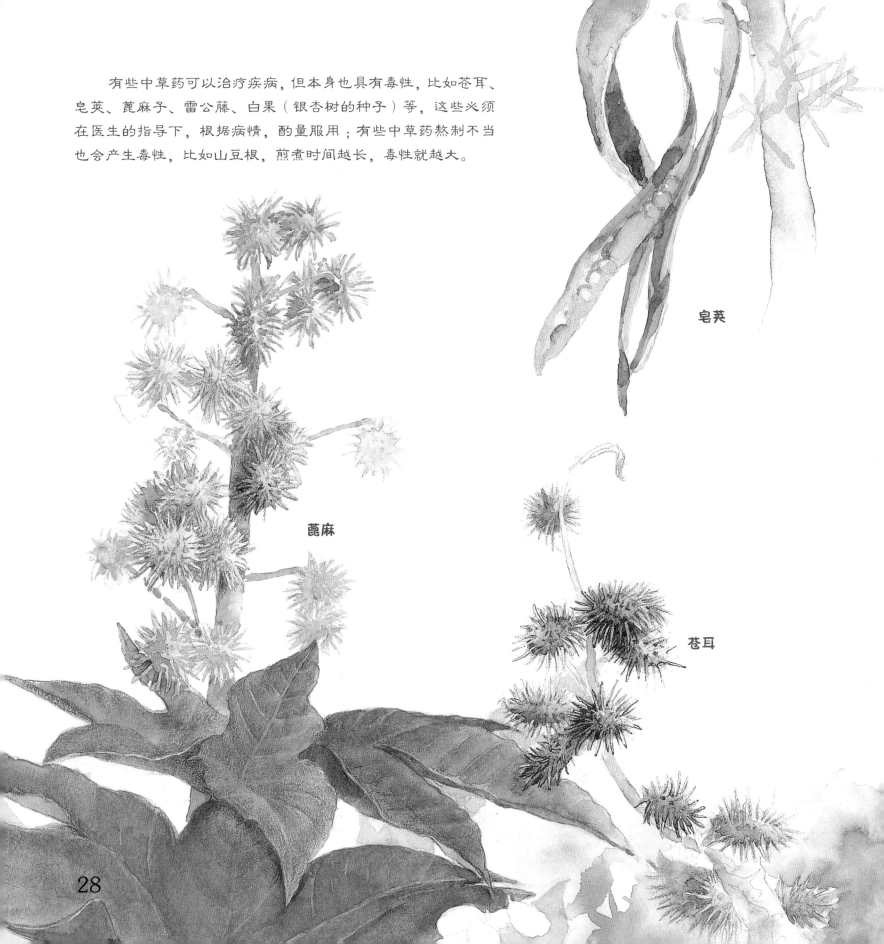

有些中草药可以治疗疾病，但本身也具有毒性，比如苍耳、皂荚、蓖麻子、雷公藤、白果（银杏树的种子）等，这些必须在医生的指导下，根据病情，酌量服用；有些中草药熬制不当也会产生毒性，比如山豆根，煎煮时间越长，毒性就越大。

皂荚

蓖麻

苍耳

28

合理用药

神奇的中草药虽然可以治好我们身体的疾病，但不可以随便服用，需要懂中医药的医生，针对病人的情况，开出恰当的药方，然后用正确的方式熬煮，才可以服用。当然，除了内服，有的中草药也可敷在皮肤表面治病。

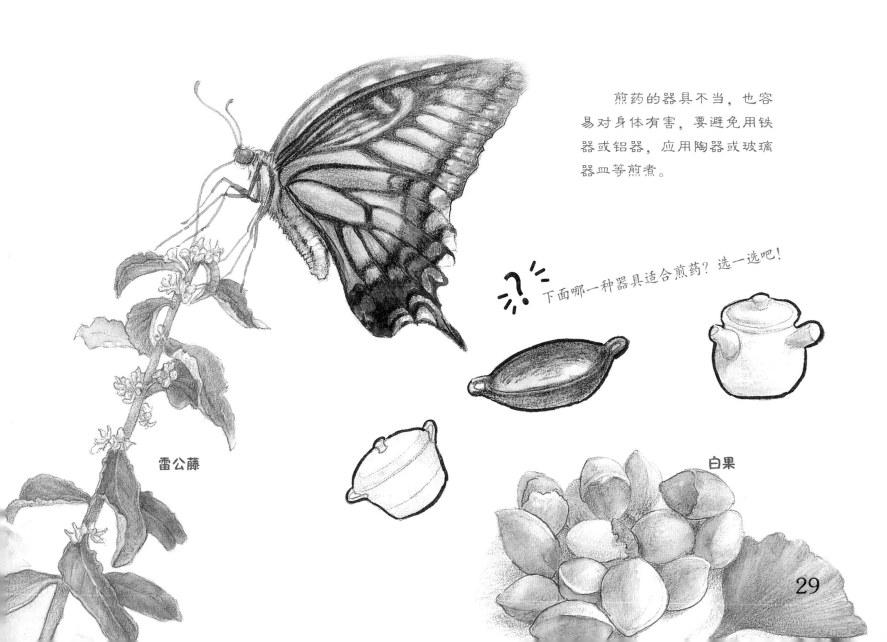

煎药的器具不当，也容易对身体有害，要避免用铁器或铝器，应用陶器或玻璃器皿等煎煮。

下面哪一种器具适合煎药？选一选吧！

雷公藤

白果

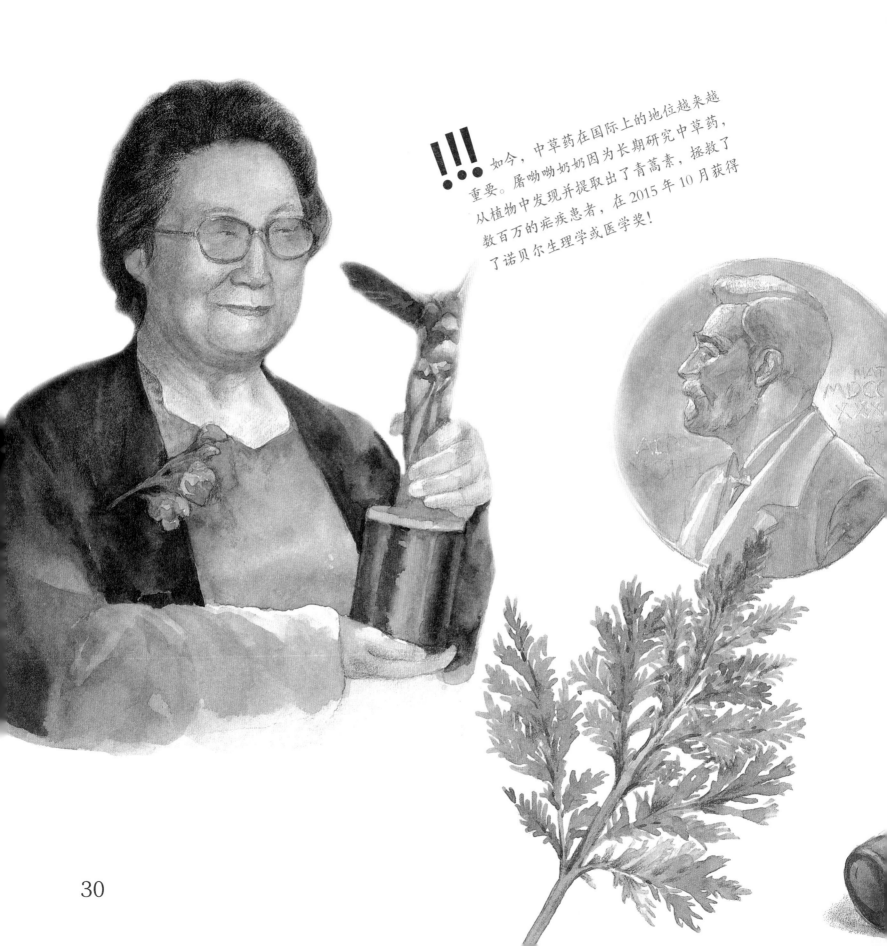

如今，中草药在国际上的地位越来越重要。屠呦呦奶奶因为长期研究中草药，从植物中发现并提取出了青蒿素，拯救了数百万的疟疾患者，在 2015 年 10 月获得了诺贝尔生理学或医学奖！

了不起的中草药

　　中草药是我国人民的伟大发明，也是祖先留给我们的一笔宝贵财富。目前全世界已知的中草药有 5000 多种。

　　我们的日常生活也离不开中草药，你吃过的薄荷糖，使用的牙膏、花露水等，都含有中草药的成分呢。中草药的世界奇妙无比，还有很多奥秘等待我们去挖掘，如果你有兴趣，试着从生活中观察学习，做好记录，说不定有一天你也可以成为一名中药师呢！

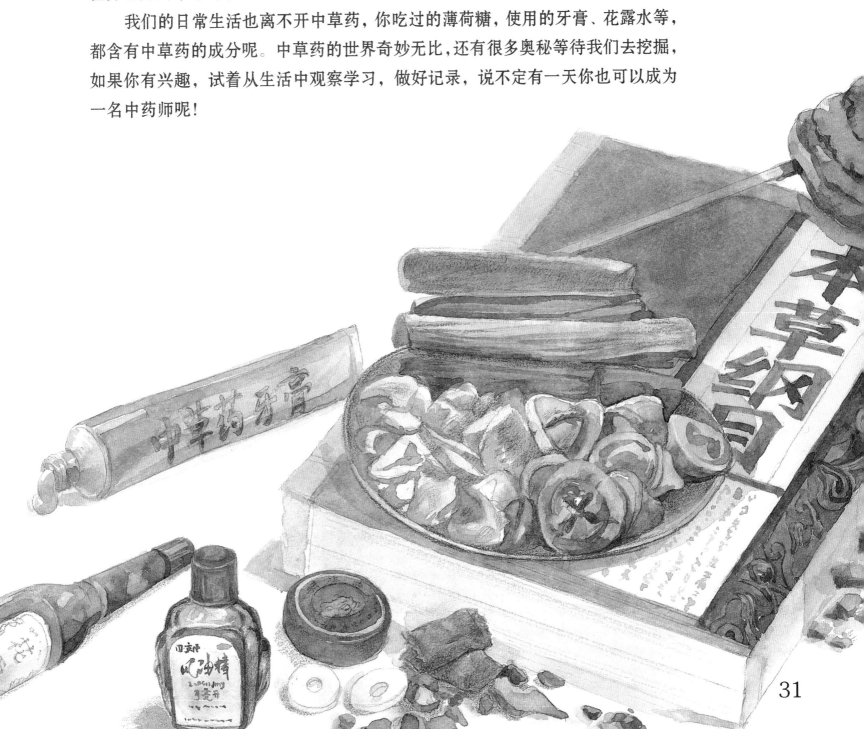

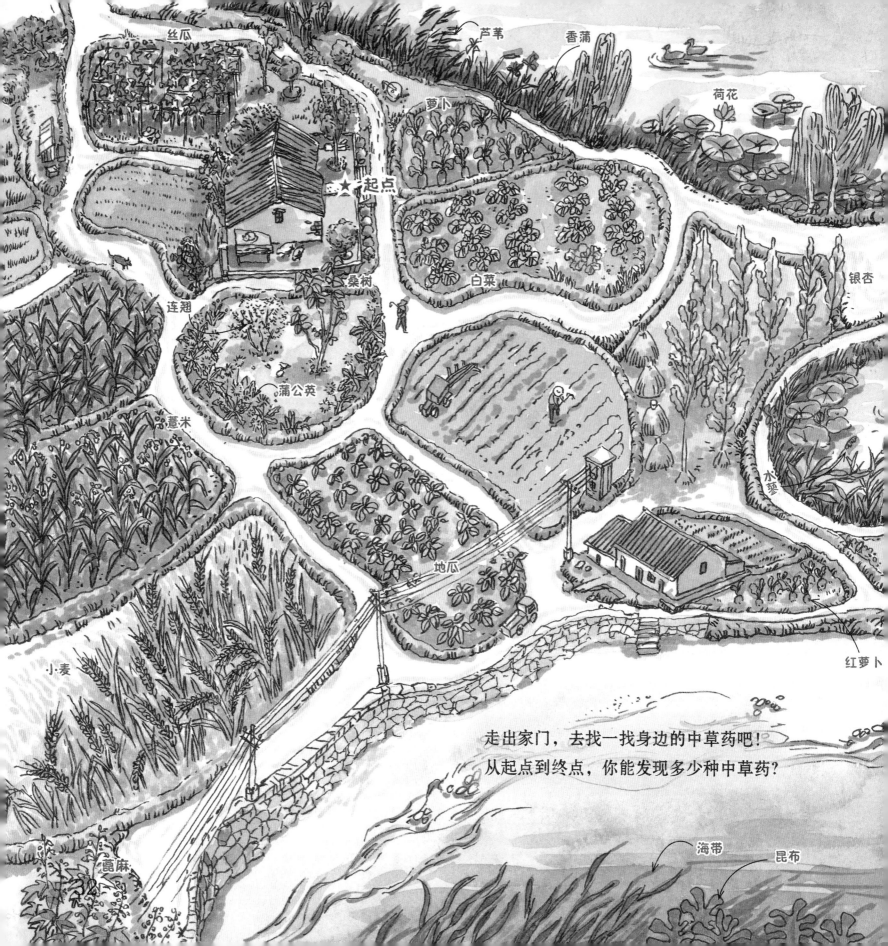

丝瓜

芦苇

香蒲

荷花

萝卜

★ 起点

银杏

白菜

桑树

连翘

蒲公英

薏米

水蓼

地瓜

红萝卜

小麦

走出家门，去找一找身边的中草药吧！
从起点到终点，你能发现多少种中草药？

蓖麻

海带

昆布

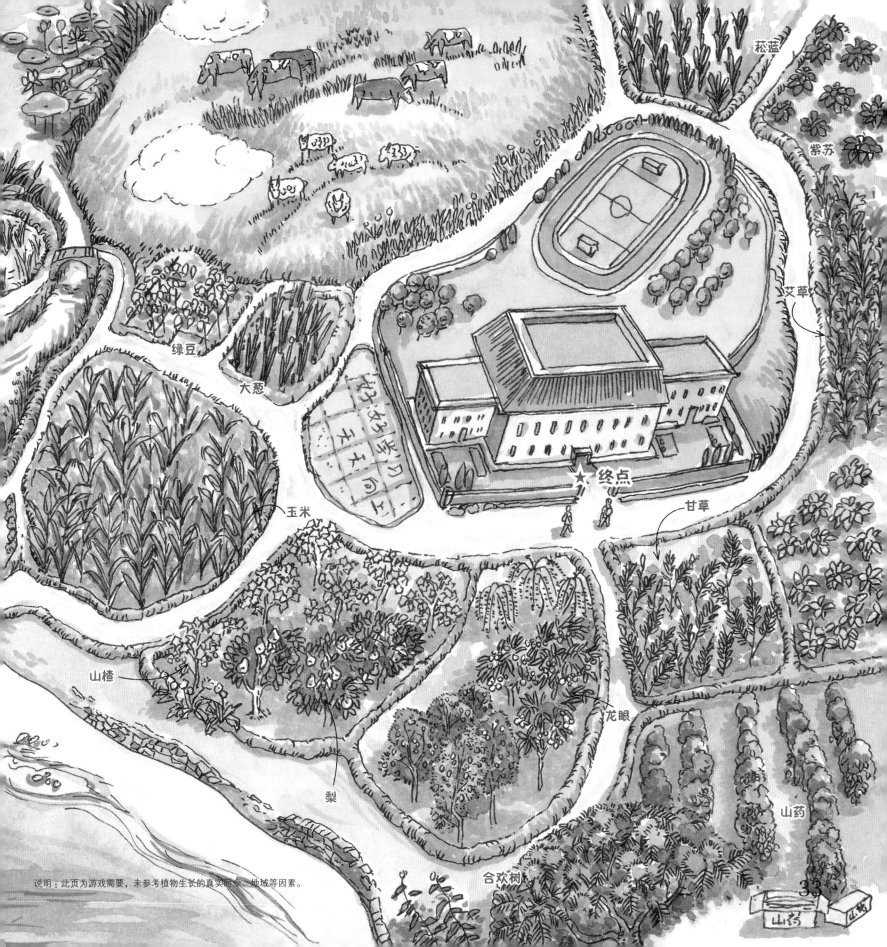

松蓝

紫苏

艾草

绿豆

大葱

玉米

甘草

★ 终点

山楂

龙眼

梨

山药

合欢树

说明：此页为游戏需要，未参考植物生长的真实时令、地域等因素。

33

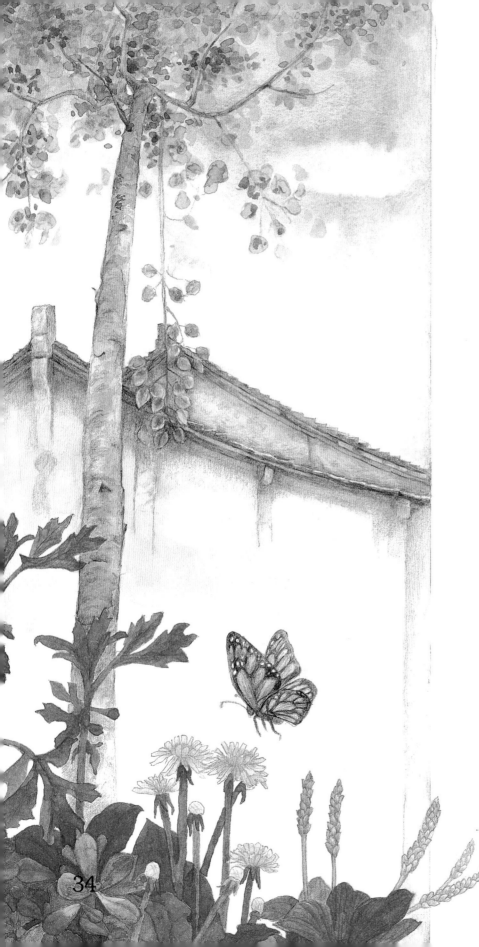

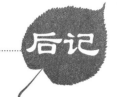

不可不知的中医药文化：

中医药是中华民族的瑰宝，是我国优秀传统文化不可或缺的一部分，也是我国劳动人民长期与疾病斗争的宝贵经验，为保卫全人类的健康做出了很大的贡献，对后世产生了深远的影响。

❶ 神农氏

中医药文化最早可以追溯到远古文明时期，当时人们由于认知水平有限，常常误食有毒的食物，导致生病。有时人们又发现吃了一些植物的茎叶果实后，疾病会减轻或消失。传说中炎帝神农氏尝百草的故事，就说明人类很早就学会应用草药来治疗疾病了。

❷ 扁鹊

到了春秋战国时期，中医理论基本形成，当时最有名的医生就是扁鹊，他总结前人的经验，结合自己的治病实践，创立了"望、闻、问、切"四诊法，善用针灸、砭石、推拿、汤药等多种治病方式，为中国古代的医学奠定了基础。

❸ 华佗

华佗是东汉末年的名医，利用中草药制成"麻沸散"，对患者进行全身麻醉实施手术，是世界上最早使用麻醉技术的医生。华佗还发明了"五禽戏"来养生保健。

❹ 孙思邈

孙思邈是我国唐代的中医大家，常隐居山林，采集中草药，为人治病，还有很多关于他的传说故事呢。他著有《千金方》，开创了国家级药典的先河，被后人称为"药王"。

❺ 李时珍

李时珍是明代伟大的医学家。他走遍大江南北，一边行医，一边研究中草药。他深入民间，亲自采集草药，并根据植物的形态、性能和生长环境进行分类整理，历时二十七年，完成医学巨著《本草纲目》。这部伟大的医学著作，共收集中草药近两千种，先传到日本，后译成多种语言传遍了世界各地，为世界医学做出了卓越的贡献。2011年5月，《本草纲目》入选《世界记忆名录》。

此外，在中医药文化发展的历史中，还有东汉时期的张仲景，晋朝的葛洪等很多名医，他们都为中医学的发展做出了贡献。

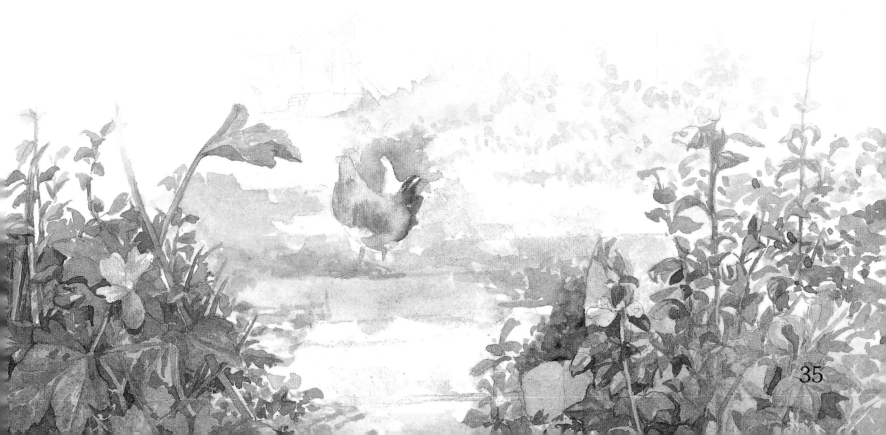

对孩子来说，中草药似乎离他们的生活很远，他们并不知道，其实身边常见的很多花花草草就是中草药植物。中草药作为中国传统文化中的重要基因，早已融入我们的日常，为人们的生命健康护航。这是一本非常适合孩子且很有必要去阅读和学习的科普童书，让孩子能够清楚地感受到在文化多元世界中，我国中医药科学的优秀与独特魅力。每个人都应懂得中草药的价值，并推动优秀的中医药文化走向世界。

——故事爸爸
李涛

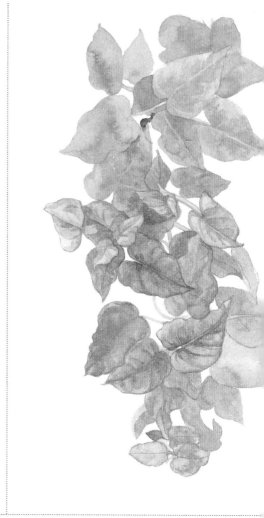

这是我读过比较少见的中草药科普绘本，不但科普性强，而且也很有趣。用心的小读者一定会发现，每一页除了中草药的画面，还有小动物的身影，这种呈现让整本书灵动了起来。这也正体现了大自然看似平凡却不普通，动植物在自然中和谐共存，生机勃勃。书中还讲述了许多关于中医药文化的人文故事，使自然与人文相融一体。真是一本适合儿童启蒙的科普好书。

——故事爸爸
江华

图书在版编目（CIP）数据

噢！中草药 / 徐建明著；孙文新绘. -- 济南：山
东科学技术出版社，2021.5（2025.3 重印）
（家门外的自然课）
ISBN 978-7-5723-0915-1

Ⅰ. ①噢… Ⅱ. ①徐… ②孙… Ⅲ. ①中草药
—儿童读物 Ⅳ. ①R28-49

中国版本图书馆CIP数据核字(2021)第079462号

家门外的自然课
噢！中草药
JIAMENWAI DE ZIRANKE
O! ZHONGCAOYAO

责任编辑： 董小眉
封面设计： 孙非羽
封面题字： 刘庆孝

主管单位：山东出版传媒股份有限公司
出 版 者：山东科学技术出版社
　　　　　地址：济南市市中区舜耕路517号
　　　　　邮编：250003　电话：（0531）82098088
　　　　　网址：www.lkj.com.cn
　　　　　电子邮件：sdkj@sdcbcm.com
发 行 者：山东科学技术出版社
　　　　　地址：济南市市中区舜耕路517号
　　　　　邮编：250003　电话：（0531）82098067
印 刷 者：济南新先锋彩印有限公司
　　　　　地址：济南市工业北路188-6号
　　　　　邮编：250100　电话：（0531）88615699

规格：12开（250 mm×250 mm）
印张：3.5　字数：70千　印数：102 001～107 000
版次：2021年5月第1版　印次：2025年3月第16次印刷
定价：48.00元